SCHLANK

MIT WEIZENGRAS

SCHLANK

MIT WEIZENGRAS

Die Grüne-Smoothie-Weizengras-Kur

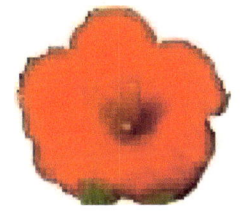

Petra Loede

Fotos: Petra Loede
Korrektorat: Monika Möller

Inhaltsverzeichnis:

• • •

● ● ●

● ● ●

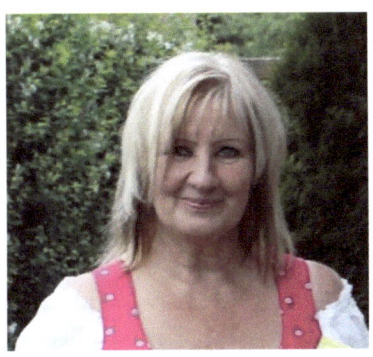

Vorwort:

Wer möchte nicht schlank, schön und gesund sein? Das sind sicher die am meisten geäußerten Wünsche der Menschen. Wenn man schlank, attraktiv und gesund ist, stehen einem in unserer Gesellschaft doch alle Türen offen. Alle schauen einen bewundert an und man wird um seine schlanke Figur beneidet. Bist du schlank und attraktiv, hast du es überall leichter, z.B. einen neuen Partner zu finden oder einen guten Job zu bekommen, das gilt für Männer und Frauen gleichermaßen. Man kann in jeder Boutique einkaufen gehen, denn man muss nicht mehr nach großen Größen suchen. Ja, das Problem ist nur, wie wird man schlank? Wie soll man das bloß hinkriegen, wenn am Morgen ganz früh der Wecker klingelt und der ganze Tag vollgestopft mit Terminen und Verpflichtungen ist? Da bleibt doch keine Zeit für ein ruhiges und vielleicht noch gesundes Frühstück oder um sich etwas Gesundes für die Mittagspause vorzubereiten. Diese fällt dann oft auch noch ganz kurz aus und das mitgebrachte Brötchen wird zwischendurch schnell weggefuttert. Wer das Glück hat und ein Mittagessen in der Betriebskantine bekommt, kann doch meist auch nur zwischen wenigen Essen wählen, die oft viel zu kalorienreich sind. Viele essen mittags Currywurst, Pommes und Fastfood. Ja, ich sehe es ja ein, das geht im Berufsleben nun mal nicht anders. Also könnte man sich doch dann wenigstens abends eine gute Mahlzeit mit frischen und gesunden Zutaten zubereiten. Aber wer macht das?

• • •

5

Wer hat die Zeit, den Einkauf zu tätigen und möchte nach einem langen Arbeitstag auch noch in der Küche zu stehen? Ich denke, das machen wenige berufstätige Menschen so und viele greifen lieber zu Fertiggerichten oder im schlimmsten Fall zur Pizza. Und was ist die Folge dieser ungesunden Ernährungsweise? Unser Körper ist nicht gut versorgt und abends kommen dann auch noch die gewohnten „Hunger-Attacken" dazu. Man tröstet sich dann noch mit Cola, Bier, Chips und Schokolade. Ja und so genau ist nun mal unser Übergewicht entstanden.

Bei der ganzen Sache haben wir noch nicht einmal betrachtet, was wir unserer Gesundheit damit antun. Wie sieht es mit der Vitalität und der Fitness aus und was sagt der Doktor? Er verschreibt uns Tabletten, die uns helfen sollen unsere Leistungskraft wieder ins Lot zu bringen. Aber leider ist das oft auch nicht die perfekte Lösung.

Aus diesen vielen Gründen ist auch mein jahrelanges Übergewicht entstanden. Ich werde Ihnen in meinem Buch meine Geschichte erzählen und wie ich die Grünen Smoothies entdeckt habe. Ich trinke sie jeden Tag und sie haben mir zu einem wesentlich gesünderen Leben verholfen. Aus dieser Überzeugung heraus habe ich dann auch die Weizengras-Smoothie-Kur entwickelt und natürlich auch angewendet und ich bin endlich schlanker geworden. Wenn Sie auch zu den vielen Millionen Frauen und Männern gehören, die jahrelang jeden Diätwahnsinn mitmachen nur um endlich einmal schlank zu sein, dann ist heute Ihr Glückstag und ich kann Sie zu dieser Kur nur ermutigen. Nutzen Sie diese Gelegenheit, es auf einer einmaligen und super gesunden Art und Weise endlich zu schaffen. Zweifeln Sie nicht, denn was haben Sie zu verlieren? Wenn Sie von den vielen Vorzügen der Grünen Smoothies bereits überzeugt sein sollten, dann haben Sie schon einen großen Vorteil, denn Sie trinken sie bestimmt schon täglich. Allerdings kennen Sie sicher noch nicht die Wirkung von frischem Weizengras, denn das ist noch eine Steigerung gegenüber den konventionell angebauten Gemüsesorten, die man im Bio-Laden kaufen kann. Aus diesem Grund ist Weizengras ja auch so überaus wirkungsvoll beim Abnehmen und tut noch zusätzlich so viel Gutes für unseren gesamten Organismus. Ich werde Ihnen

• • •

weiter hinten im Buch viel über die Vorzüge und die Wirkungsweise von Weizengras berichten.

In der Fitnessbranche und beim Profi-Sport nutzt man schon lange Eiweiß-präparate für den Muskelaufbau. Auch zur Gewichtsreduktion werden Eiweißprodukte schon lange eingesetzt. Jeder, der sich mit dem Problem Abnehmen beschäftigt, kennt bestimmt das bekannte Produkt aus der Apotheke, was ich selbst auch schon probiert hatte und viel Geld dafür bezahlen musste. Es hatte mir auch geholfen einige Kilos abzunehmen, aber es war eben doch auch eine einseitige Diät und als ich damit wieder aufhörte – worüber ich froh war, weil es mir nicht schmeckte - waren die Kilos auch bald wieder da. Inzwischen ist der „gute Ruf" von Weizengras auch schon bei vielen Sportlern angekommen. Ich denke, jeder Sportler sollte mal darüber nachdenken und sich mal mit dem Weizengrassaft oder den Grünen Smoothies mit Weizengras beschäftigen. Sicher, Weizengrassaft ist auch teuer, aber es ist ein absolutes Naturprodukt und extrem wirkungsvoll für den ganzen Organismus und nicht nur für den Muskelaufbau. Weizengras hat nämlich ganz entscheidende Vorteile gegenüber all den üblichen Eiweißprodukten, die wir kennen. Es ist ein Naturprodukt, aktiviert den gesamten Körper, bringt extrem viele positive gesundheitliche Eigenschaften für den Organismus mit und belohnt uns mit Vitalität und Leistungskraft.

Wir verwenden für unsere Kur das ganz frische Weizengras und ich erkläre Ihnen noch weiter hinten, wie Sie es kostengünstig bekommen.

Ich kann Sie nur ermutigen, die Kur durchzuführen, denn Sie bekommen ein ganz neues Lebensgefühl und wenn Sie danach noch dabei bleiben, die Grünen Smoothies regelmäßig trinken und in Ihr tägliches Leben einbauen, dann können Sie schlank, gesund und fit in die Zukunft schauen.

Ich verspreche Ihnen, diesen Schritt werden Sie nie in Ihrem Leben bereuen!

Ursprünglich wollte ich ja nur den Erfolg meiner Weizengras-Smoothie-Kur bekannt machen, aber es ist mir auch eine Herzensangelegenheit, die vielen Vorzüge der Grünen Smoothies zu publizieren. Darum will ich möglichst viele, viele Menschen erreichen und überzeugen, dass Grüne Smoothies, ob mit Weizengras, Wildkräuter oder mit biologisch angebautem Gemüse, ihr

• • •

Leben verbessern können. Es gibt nicht nur viele Übergewichtige, nein es gibt auch so viele kranke Menschen, die täglich viele Tabletten nehmen müssen. Ihnen allen würden die Grünen Smoothies extrem gut helfen können.

Ich will jetzt hier nicht vermitteln, dass Sie damit Ihre Krankheiten heilen können, nein um Gottes Willen. Ich bin aber so überzeugt, dass der tägliche Genuss von Grünen Smoothies einen sehr guten Einfluss auf Ihre Krankheiten haben wird. Schon allein das Blutbild kann sich innerhalb weniger Wochen extrem verbessern. Ich habe das Experiment mit meiner an Arthrose leidenden Schwester gemacht, wo der Arzt schon wegen des Blutbildes verzweifelt war. Nach 3 Wochen, sie hat täglich 1 Liter Grüne Smoothies getrunken, hatte meine Schwester ein gutes Blutbild. Es ist wirklich wahr und ich bin dankbar für das Experiment, weil ich hier nicht nur auf Berichte verweisen muss, sondern es selbst erlebt hatte. Meine Schwester trinkt übrigens jetzt regelmäßig Grüne Smoothies und ihr Arzt ist zufrieden.

Also was haben Sie zu verlieren? Machen Sie meine Weizengras-Smoothie-Kur selbst. Es schmeckt lecker, macht Ihnen das Leben noch so viel lebenswerter und ein schlankes und gesünderes Leben wartet auf Sie. Es kommt auch gar nicht darauf an, ob Sie jung oder alt sind, denn Grüne Smoothies sind Gesundheit pur und das verträgt jedes Alter. Es gibt also keinen Grund dafür, dass Sie es nicht ausprobieren sollten. Bitte erzählen Sie es auch weiter an Ihre Eltern, Partner, Freunde und Kinder, denn alle wollen ganz sicher auch gesund und schlank sein.

• • •

Meine Biographie

Ich bin 59 Jahre jung und habe 2 tolle Söhne und inzwischen 5 Enkelkinder. Ich habe im Jahr 2011 meine 40jährige Berufstätigkeit als IT-Kauffrau und später als Vertriebsassistentin bei einer Versicherungsgesellschaft beendet. Ich kann heute sagen, das war ein sehr glücklicher Umstand und ich bin dafür heute noch dankbar, dass ich diesen Schritt gegangen bin. Endlich nicht mehr den ganzen Tag im Büro sitzen und meist leider nur mit den Menschen per Telefon oder Email kommunizieren.

Ich kann sagen, dass ich ein glücklicher Mensch bin, wenn es nicht den ewigen Kampf ums Übergewicht gäbe. Ich habe bestimmt schon jede Diät ausprobiert und nie blieb der Erfolg auf Dauer. Am fehlenden Sport kann es auch nicht gelegen haben, denn ich walke mindestens 3 mal die Woche 1,5 Stunden und hatte mehrmals Verträge mit Fitness-Studios abgeschlossen, wo ich auch oft nach der Arbeit trainierte. Ja, sicherlich ich hatte auch Erfolge, aber die waren immer nicht von langer Dauer und nach 1-2 Jahren waren die mühselig abgestrampelten Kilos einfach wieder da und die Waage schlug immer weiter in die Höhe. Auch den Erfolg von Weight Watchers habe ich mit finanziert, denn dort bin ich ganze 5 x eine Mitgliedschaft eingegangen und immer mit dem gleichen Resultat, dass die wenigen Kilos nach Einstellung der "Punkte-Diät" nach und nach wieder da waren - meist sogar noch mehr. Sie kennen bestimmt auch den Jo-Jo-Effekt, der nach jeder strengen Diät einfach nun mal eintritt.

Ich setzte mich im Jahr 2012 sogar noch mal auf die Schulbank und machte eine Ausbildung zur Ernährungstrainerin, weil ich endlich wissen wollte, warum meine vielen Diäten bei mir nicht dauerhaft zum Erfolg führten. Heute weiß ich es, denn während einer Diät schaltet der Körper auf Sparflamme um und stellt sich so auf „schlechte Zeiten" ein und kommt dann auch mit weniger Kalorien aus. Wenn dann die Diät beendet ist und man wieder normal isst, wird die zusätzliche Energie sozusagen als stille Reserve in Form von Fettzellen eingelagert. Was das bedeutet, brauche ich Ihnen ja nicht erklären, denn die „stillen Reserven" landen auf unseren Hüften.

• • •

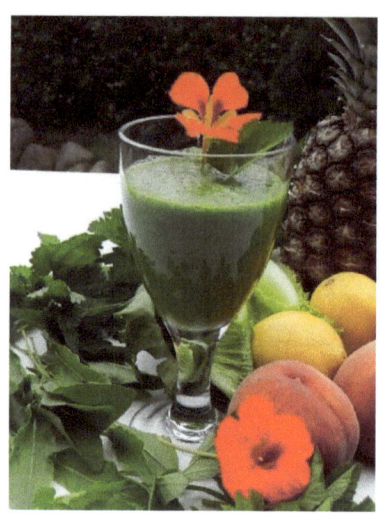

Wie ich die Grünen Smoothies entdeckte

Bei meiner Ausbildung zur Ernährungstrainerin hatte ich viel über die Funktionalität unseres Organismus und das Zusammenspiel aller Organe und Zellen gelernt. Ich war erstaunt, was die Menschen alles für Vitamine, Mineralstoffe, Spurenelemente, gesunde Fetten etc. benötigen, damit ihr Organismus auch wirklich optimal versorgt wird. Ich meine mit „versorgt", nicht nur, dass wir nur funktionieren und jeden Tag den vielen Dingen des täglichen Lebens nachgehen können. Nein, ich meine all die vielen Mineralstoffe, Vitamine und Spurenelemente, die unsere 80-100 Billionen Zellen brauchen, damit sie optimal versorgt sind. Jede einzelne Zelle hat eine wichtige Funktion zu erfüllen und braucht dafür ganz bestimmte Nährstoffe, die oft essenziell sind, d.h. dass der Körper sie nicht selbst herstellen kann, sondern wir diese Nährstoffe mit der Nahrung zuführen müssen. Tun wir das nicht, gibt es ein Defizit im Körper, die Zellen funktionieren eben nicht richtig und können verkümmern. Wenn wir das zulassen -zum Beispiel auch durch einseitige Ernährungsweisen- bieten die verkümmerten und geschwächten

• • •

Zellen somit Angriffsflächen für Krankheiten jeglicher Art, wie natürlich auch Krebs oder eine der vielen Zivilisationskrankheiten, die wir heute leider in unserer Gesellschaft mehr als genug haben. Natürlich gibt es noch viele andere Ursachen für diese Krankheiten, aber Fakt ist doch, nur eine gesunde Zelle ist widerstandsfähig.

Diese neue Erkenntnis ließ mir einfach keine Ruhe. Obwohl ich immer dachte, dass ich mich halbwegs gesund ernährte, war mir dann klar geworden, dass mein Körper nicht optimal mit all den notwendigen Vitaminen, Mineralstoffen und Spurenelementen versorgt wird.

Darum setzte ich mich ans Internet und beschäftigte mich immer intensiver mit dem Thema. Dabei stieß auf Victoria Boutenko, die 2005 die Grünen Smoothies in Amerika erfunden hatte. Sie konnte die Krankheiten ihrer Familie durch Rohkost und Grüne Smoothies heilen. Von 2005 bis 2011 entdeckten Millionen Menschen in der ganzen Welt die Grünen Smoothies für sich. Bloß ich kannte sie noch immer nicht. Ich kaufte mir also alle gängigen Bücher von Victoria Boutenko und war dann so begeistert, dass ich beschloss, diese Erfindung von Victoria Boutenko auch hier in Deutschland bekannt zu machen. Also ich finde Grüne Smoothies einfach nur genial und ich habe mir damals geschworen, dass ich diese Idee möglichst vielen Menschen hier in Deutschland vermitteln möchte.

Ich hatte damals Frau Victoria Boutenko direkt angeschrieben und ihr von meiner Begeisterung über die Grünen Smoothies und von meinem Vorhaben berichtet. Ich hatte sie auch gefragt, ob ich ihre vielen Informationen, die sie in ihren Büchern und Publikationen vermittelt, verwenden kann. Sie können sich nicht vorstellen, wie ich mich gefreut habe, als mir Victoria Boutenko persönlich geantwortet hat. Sie gestattete mir - natürlich im gewissen Umfang - ihre Erkenntnisse zu verwenden und dass sie sich freut, dass ich hier in Deutschland in Sachen Grüne Smoothies aktiv werde. Das war für mich damals auch eine tolle Motivation und ich sage dafür heute gern noch einmal: Danke Victoria Boutenko.

• • •

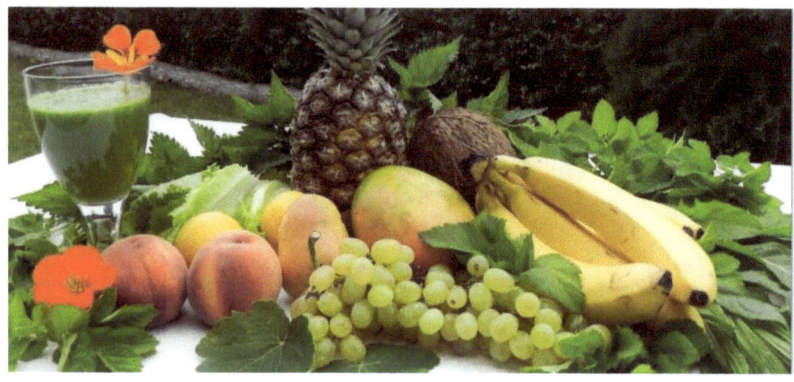

Was ist ein Grüner Smoothie?

Für mich ist der grüne Smoothie ein Zaubertrank, welcher mein Leben verändert hat. Er kann natürlich nicht wirklich zaubern, aber er schenkt uns so viel mehr Gesundheit und Lebensgefühl, dass wir uns eben wie verzaubert fühlen. Ein grüner Smoothie besteht aus 60% reifen Früchten, 40% grünem Blattgemüse und Wasser. Grünes Blattgemüse enthält mehr wertvolle Nährstoffe als jede andere Nahrungsmittelgruppe. Einen entscheidenden Beitrag leistet das Chlorophyll, welches auch gern als „flüssiges Sonnenlicht" bezeichnet wird. Das Chlorophyll-Molekül ist eine der Grundlagen für die Herstellung jeder Kohlenhydratform auf der Erde. Ohne Chlorophyll–Moleküle gäbe es weder Zucker noch Honig, keine Kartoffeln, kein Brot, kein Reis und auch nicht unsere geliebten Nudeln. Die Energie, die in unserer Nahrung enthalten ist, ist sozusagen umgewandeltes Sonnenlicht. Ohne Sonnenlicht gäbe es genauso wenig Leben wie ohne Chlorophyll. Durch die Photosynthese – die ohne Chlorophyll nicht stattfinden kann – entstehen also die vielen wertvollen Stoffe, die mit dem grünen Blattgemüse aufgenommen werden. Es liegt auf der Hand, dass z. B. bei einer Möhre mehr Nährstoffe in den grünen Blättern (die in der Sonne wachsen) gespeichert sind, als in der Möhre selbst (die in der Erde steckt). Deshalb ist das Pflanzengrün und

• • •

grünes Blattgemüse die wichtigste Nahrungsmittelgruppe, die den Nährstoffbedarf des Menschen am vollständigsten deckt.

Der Grüne Smoothie wird durch das Pürieren in einem leistungsfähigen Mixer ganz fein und samtig (auf Deutsch: cremig) für unseren Körper „vorbereitet und die harten Zellwände (Zellulose) des grünen Blattgemüses aufgespaltet". Dann können sie dem Blutkreislauf zugeführt werden und somit direkt ohne Umwege über das Verdauungssystem den 80-100 Billionen Zellen unseres Körpers zur Verfügung stehen. Der Grüne Smoothie ist also ein Glas voller Energie und liefert uns unendlich viele Vitalstoffe, wie Vitamine, Mineralien, Aminosäuren, Spurenelementen und Antioxidantien und zwar in seiner natürlichsten Form (Rohkost). Eine solche Fülle von Nährstoffen kann durch unsere übliche Kautechnik im Mund einfach nicht freigesetzt werden.

Für einen grünen Smoothie sollten wir nur unbehandeltes und biologisch angebautes Obst und Gemüse verwenden. Falls Sie einen eigenen Garten haben oder einen Bauernmarkt in der Nähe, wo Sie sich mit frischen Obst und Gemüse versorgen können, wäre es perfekt. Aber auch unsere Supermärkte haben heute schon ein breites Angebot an biologisch angebauten Gemüse und Früchten. Nicht zu vergessen ist, dass wir einen riesengroßen und kostenlosen Naturgarten haben! Dort gibt es in Hülle und Fülle Wildkräuter, wie Löwenzahn, Brennnessel oder Sauerampfer, die unserer Gesundheit einen so guten Dienst erweisen können.

• • •

Die Idee zur Weizengras- Kur

Da Grüne Smoothies ja verhältnismäßig wenige Kalorien haben und meist nur der Fruchtanteil durch den Fruchtzucker bei den Kalorien zu Buche schlägt, kann man Grüne Smoothies natürlich auch als kleine Minimahlzeit einsetzen. Der Hunger ist erst einmal weg und unser Körper ist mit allem versorgt, was er so braucht. Ich will hier jetzt nicht im Detail auf die Inhaltsstoffe der Grünen Smoothies eingehen (kommt weiter hinten), aber sie bringen uns ein Vielfaches an Vitalstoffen in den Körper, was natürlich vorrangig an den grünen und sehr vitalstoffreichen Blättern liegt. Wenn man dazu noch die richtigen Sorten von Blattgemüse und Wildkräutern für seinen Smoothie auswählt, wie z.b. Weizengras oder Grünkohl, dann bekommt unser Körper einen Vitalstoffkick, den er so in seiner Fülle noch nie bekommen hat. Wir werden dann belohnt mit Vitalität, Gesundheit und einen gewissen Schutz vor Krankheiten.

Also beschloss ich eines Tages, als ich nach einem Urlaub wieder mal ein Kilo mehr auf die Waage brachte, dass ich meinen Pfunden an den Kragen gehen werde und das mit der Kraft der grünen Blätter bzw. der Weizengras-Smoothie-Kur. Mit dieser Kur hat der Körper kein Defizit und es kommt nicht zu einem Jo-Jo Effekt. Auch hat man nach dem Genuss von Grünen Smoothies mit Weizengras ganz nebenbei noch viele andere positive gesundheitliche Vorteile, wie Entgiftung, Entschlackung, guten Schlaf und eine ganz besonders gute Verdauung. Das werden Sie sicherlich zuerst bemerken, wie gut Ihre Verdauung sein wird.

• • •

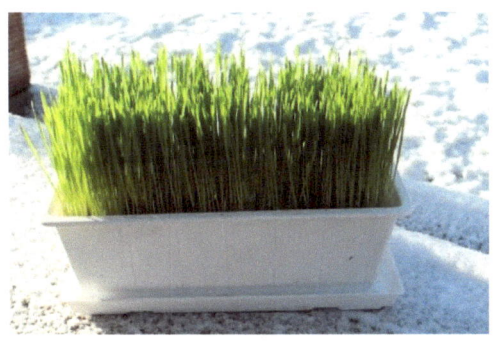

Das Superfood Weizengras:

In den Medien sind wir leider vielen Diät- und Gesundheits-Versprechen ausgesetzt. Ich ärgere mich oft über die großspurigen Versprechen der Werbeindustrie, die leider selten das einhalten, was sie uns suggerieren. Wenn wir uns aber mal in der Natur umschauen, gibt es ein Mittel, das wahre Wunder vollbringt: Chlorophyll. Nur durch Chlorophyll ist es möglich, dass tierisches Leben auf unserem Planeten erst entstehen konnte. Sauerstoff und das Blattgrün aus Blättern und Gräsern kurbeln den Stoffwechsel der Tiere und Menschen an und ermöglichen somit erst das Leben auf der Erde. Wenn man von Chlorophyll spricht, denkt man an all die grünen Blätter und Pflanzen, natürlich auch an Gras und Weizengras. So unscheinbar Weizengras auf den ersten Blick erscheinen mag, in ihm stecken Kraft und Energie. Es reguliert den Säure-Basen-Haushalt, liefert uns reichlich Vitalstoffe, Aminosäuren, Mineralien, Vitamine und Spurenelemente, die für Gesunderhaltung, Heilung und Regeneration notwendig sind. Es ist eines der wertvollsten Nahrungsmittel auf unserem Planeten. Der Saft aus dem Weizengras kann uns vor vielen Wohlstandskrankheiten bewahren und wird sogar in der Krebs-Bekämpfung eingesetzt. Man spricht auch gern von der Medizin der Zukunft. Anhänger der natürlichen (rohköstlichen) Gesundheitsweisen, wie Dr. Ann Wigmore, haben ganze Therapieformen gegen Zivilisationskrankheiten wie Krebs um das grüne Elixier kreiert.

• • •

In den USA werden Weizengraskuren bereits seit den 50er Jahren in den von Dr. Ann Wigmore gegründeten Gesundheitsinstituten angeboten. Die Anwendungsgebiete sind vielfältig und reichen von Anti-Aging, der allgemeinen Gesunderhaltung, der Behandlung von Zivilisationskrankheiten über die Heilung von schwersten Krankheiten bis hin zur Gewichtsreduktion.

Nährstoffuntersuchungen stützen die Auffassung, dass es sich bei Weizengras um ein Superfood handelt und der regelmäßige Genuss einer Frischzellenkur gleichkommt. Extrem reich an Chlorophyll, Vitaminen, Mineralstoffen und Enzymen sollen wenige Gramm Weizengras den Nährstoffgehalt von mehreren Kilogramm biologisch angebauten Gemüse in den Schatten stellen. So enthalten z.B. 100 g Weizengras:

60-mal mehr Vitamin C als Orangen, 50-mal mehr Vitamin E als Spinat, 30-mal mehr Vitamin B1 als Milch, 11-mal mehr Calcium als Rohmilch, 5-mal mehr Eisen als Spinat, 5-mal mehr Magnesium als Bananen.

Nicht zu verachten ist zudem der enorme Eiweiß-Anteil von Weizengras, was die Muskelmasse von grasenden Wildtieren erklärt. Das **pflanzliche Eiweiß** dieser Gräser überzeugt darüber hinaus mit einer für den Menschen idealen Zusammensetzung von essentiellen Aminosäuren. Es beinhalten sogar alle 8 essentiellen Aminosäuren, die der Mensch selbst nicht produzieren kann. Es enthält das Zellen reparierende Enzyme und Unmengen an Vitaminen, wie z.B. B-Vitamine und die Vitamine A, C und E. Auch sind zahlreiche Mineralien darin, wie Zink und Selen. Ja, es ist ein Super Food, das wir für unseren Körper nutzen können. Ich denke, dieses wirkungsvolle pflanzliche Eiweiß im Weizengras ist auch der Grund dafür, warum unsere Muskulatur bei der Weizengras-Smoothie-Kur nicht abbaut und erschlafft, sondern schön straff bleibt. Zumindest nicht, wenn Sie nur 10-15 Kilo abnehmen wollen.

Sie werden sicherlich jetzt fragen, woher soll ich Weizengras bekommen? Das gibt es doch nicht im Bio-Laden zu kaufen. Es gibt es zwar Saft oder Pulver teuer im Internet zu kaufen, doch das nehmen wir nicht für unsere Kur. Wir nehmen frisches, lebendiges Gras. Wie Sie dazu kommen, erzähle ich Ihnen weiter hinten im Buch.

• • •

Ein Wort zu den Alkaloiden

Einige Menschen haben mich gefragt, wie es sich mit den Alkaloiden verhält, die ja in den grünen Blättern mehr oder weniger vorhanden sind. Die Sorge ist durch die Grüne-Smoothies-Bewegung weltweit verstärkt aufgetreten. Da wir ja viele grüne Salatsorten für unsere Grünen Smoothies verwenden bzw. für diese Kur täglich Weizengras verwenden, will ich darauf einmal eingehen.

Was sind eigentlich Alkaloide? Unsere Mutter Natur hat es so eingerichtet, das sich Pflanzen damit vor dem Aussterben schützen können. Winzige Mengen von Giftstoffen (Alkaloide) wurden in den grünen Teilen der Pflanze eingelagert. Ohne diese Alkaloide würden Wildtiere, wie z.B. Rehe, ausschließlich eine Pflanzenart fressen und sie so ausrotten. Da nun mal Pflanzen diese Alkaloide haben und deren Zusammensetzung von Pflanze zu Pflanze verschieden ist, sind die Tiere gezwungen, immer wieder andere Pflanzen zu suchen. Das ist ein Naturgesetz und auch wir Menschen müssen uns dem unterwerfen. Darum sollten wir uns immer wieder andere Sorten von grünen Blättern oder Wildkräutern mit der Ernährung zuführen. Bitte also nicht immer nur eine Sorte essen und grundlegend auf Abwechslung achten. Die Schimpansen machen uns da was vor, denn sie verspeisen jährlich 117 verschiedene Grünpflanzen.

Weizengras ist eine wunderbare Bereicherung für die grünen Smoothies und es gibt bereits viele, viele moderne Menschen, die täglich ihren teuer gekauften und oft importierten Weizengrassaft trinken (wenige ml natürlich nur) und denen hat das über Jahre auch nicht geschadet. Im Gegenteil, sie strotzen vor Vitalität und Begeisterung. In unserer Kur nehmen wir 2-mal täglich ein kleines Bund Weizengras zu uns und das sind nur wenige Gramm, wenn Sie es einmal auf die Waage legen würden. Davon machen die Alkaloide dann auch nur noch einen ganz geringen Prozentsatz aus. Machen Sie sich keine Sorgen, aber sorgen Sie bitte dennoch für Abwechslung bei den grünen Blättern in Ihrem Smoothie-Mixer. Ich trinke Grüne Smoothies mit Weizengras schon lange und mir geht es super gut damit, sicher auch durch das Verschwinden von Übergewicht.

• • •

Warum nimmt man mit Weizengras-Smoothies ab?

Da ein Grüner Smoothie uns mit allen Vitalstoffen versorgen kann, äußerst gesund und kalorienarm ist und auch sättigt, kann man damit eben auch gesund abnehmen. Aus diesem Grund habe ich diese 4-wöchige Kur erarbeitet und das ursprünglich nur für mich. Ich bin sehr glücklich, dass ich damit in 4 Wochen ganze 10,7 Kilo abgenommen habe. Die Kur ist so zusammengestellt, dass unser Körper auf nichts verzichten muss. Das heißt, nicht nur an Vitamine, Mineralstoffe und Spurenelemente, sondern auch an gesunde Fette, Kohlenhydrate, Proteine und Wasser habe ich gedacht. Ich finde, es ist ein perfekter Ernährungsplan geworden, der richtig gut funktioniert und Ihnen die Freiheit gibt, flexibel zu variieren. Sie sollten aber bitte immer die Grundthesen einhalten. Man kann mal eine Mahlzeit mit einem Grünen Smoothie ersetzen und dafür die Mahlzeit zu einer anderen Zeit essen. Das ist Ihnen selbst überlassen, was z.B. für Berufstätige sehr praktisch ist.

Mir persönlich war es sehr wichtig, dass ich einen vorgegebenen Ernährungsplan habe und so meine Einkäufe und die Mahlzeiten besser planen und umsetzen konnte. Ich wusste immer genau, was ich essen kann und hatte alles im Haus. Mein Abnahme-Erfolg hat mir Recht gegeben und alles ohne Hunger und sogar die sogenannten "Hunger-Anfälle" blieben aus. Der Grund dafür ist natürlich, dass Grüne Smoothies unseren Körper mit all dem versorgen, was wir brauchen. Wenn man dann noch auf die optimale Versorgung mit gesunden Fetten achtet, gibt es erst Recht keinen Grund für Hunger. Das heißt ganz einfach gesagt, wenn unsere Zellen alles haben, was sie brauchen, kommen keine Hungeranfälle mehr auf.

• • •

Woher bekomme ich frisches Weizengras?

Sie kaufen sich einfach Bio-Weizengras-Samen (z.B. im Internet) und sähen es sich in einem Blumenkasten selber aus. Das Bild weiter zurück zeigt Ihnen, wie das bei mir aussieht. Aber natürlich nicht im Schnee lassen, sondern im Winter auf die Fensterbank oder ans Fenster von innen stellen. Nach 7-10 Tagen kann man das frische zarte Weizengras ernten. So haben Sie frisches Gras für ca. 14 Tage und können dann rechtzeitig den nächsten Kasten aussähen. Ich denke, für eine 4-wöchige Kur brauchen Sie nicht mehr als 300 g Samen.

Falls es gerade Sommer ist und Sie einen Garten haben, brauche ich Ihnen ja bestimmt nicht sagen, wie Sie aussähen sollen. Ansonsten kann die Aufzucht natürlich auch auf dem Balkon oder am Fenster stehen. Also, Sie nehmen sich einfach einen Blumenkasten und füllen ihn mit guter Blumenerde bzw. falls Sie haben Komposterde. Dann bedecken Sie die Erde ganz dicht mit den Weizengraskörnern, die Sie sich gekauft haben. Es muss natürlich Samen sein, der für die Aussaat geeignet ist, aber das versteht sich bestimmt von selbst. Oben drauf brauchen Sie keine Erde mehr machen. Nun bitte gießen und immer schön feucht halten. Dafür eignet sich dann auch eine Sprühflasche sehr gut. Den Kasten sollten Sie auf alle Fälle so hell wie möglich stellen, damit auch das Weizengras gut gedeihen kann. Nach einigen Tagen sehen Sie, wie die Körner keimen und von da an können Sie jeden Tag sehen, wie Ihr frisches Weizengras wächst und wächst. Es ist wirklich ganz einfach und auch sehr interessant zuzuschauen. Die Gräser haben die optimale Erntezeit, wenn sie 12 bis 15 cm lang sind. Dann einfach ein Büschel abschneiden und rein zu den anderen Zutaten in den Powermixer. Ich empfehle Ihnen, die grünen Smoothies mit Weizengras möglichst immer täglich frisch zuzubereiten, denn dann sind sie am köstlichsten und haben noch alle Vitalstoffe. An dieser Stelle verweise ich gern auch auf mein Weizengras-Video auf meiner Internetseite www.gruene-powersmoothies.de oder auf YouTube: www.youtube.com/gruenePowersmoothies

• • •

Welcher Mixer ist der Richtige?

Ein Grüner Smoothies sollte möglichst mit einem leistungsstarken Power-Mixer, wie dem Vitamix hergestellt werden. Dieser Mixer hat 30.000 Umdrehungen in der Minute und macht alles ganz „smooth". Ganz wichtig ist dabei nicht nur der cremige Geschmack. Nein, am wichtigsten ist es, dass diese leistungsstarken Powermixer in der Lage sind, die harten Zellwände der grünen Blätter aufzubrechen und die vielen guten Vitalstoffe aufzuschließen. Nur so können sie dann unserem Organismus zur Verfügung gestellt werden. Ich kann jedem Menschen nur empfehlen, sich einen guten und leistungsstarken Powermixer zu kaufen. Das ist nicht nur eine Investition für ein ganzes Leben, sondern garantiert die beste Investition für Ihre Gesundheit und nicht zuletzt Ihr persönliches Glück. Alle Zutaten für Ihren Grünen Smoothie werden dann mit dem Wasser in den Mixer gegeben und ca. 30-45 Sekunden stufenweise zu einem köstlichen Getränk gemixt. Zum Schluss dann noch die Power-Taste einige Sekunden an und ein köstliches Getränk steht zum Genießen bereit. Also könnten Sie innerhalb von ca. 5 Minuten das Obst schälen und haben Ihren Grünen Smoothie fertig.

Falls Sie sich im Moment noch keinen guten Mixer kaufen wollen oder können, empfehle ich Ihnen, es erst einmal mit einem Gerät zu versuchen, das Sie sich leisten können oder zu Hause haben. Vielleicht kann Ihnen aber auch eine Freundin, die einen guten Mixer hat, Ihnen den mal für die 4 Wochen ausleihen. Versuchen Sie auf alle Fälle ein gutes Ergebnis für Ihren Grünen Smoothie zu erreichen. Das Hauptproblem ist ja, dass die grünen Blätter eine sehr harte Schale haben, welche aus Zellulose besteht, und dahinter unsere vielen guten Mineralstoffe erst sozusagen aufgeschlossen werden müssen. Wenn also der Mixer das nicht schafft, bleiben die Vitalstoffe in den grob gemixten Pflanzenteilen und sie landen sozusagen nicht in Ihrem Blutsystem sondern in der Toilette. Wir sind auch mit unseren Zähnen meist nicht in der Lage, diese Blätter so fein aufzukauen, dass so ein feiner Brei entsteht, der die Mineralstoffe aufbricht. Denken Sie einmal an die Kühe, wie mühselig sie das den ganzen Tag lang machen. Sorry, falls ich das jetzt alles etwas laienhaft beschrieben habe, aber ich hoffe, Sie haben es so verstanden.

• • •

Meine Mission

Heute habe ich eine eigene Internetpräsenz, veranstalte Grüne Smoothie-Abende mit Vorträgen, lade Kitas und Hortgruppen zu mir ein, um mit ihnen in der Natur Wildkräuter zu sammeln und anschließend mit ihnen gemeinsam ihre Grünen Smoothies zu mixen. Es gibt so viele Menschen, die erstaunt sind, wie gut das "Grüne Getränk" schmeckt, welches aus Brennnesseln, Löwenzahn oder Weizengras entsteht. Das alles ist Gesundheit pur und erhält uns gesund, vital und verlangsamt sogar auch noch den Alterungsprozess. Ja, Sie haben richtig gelesen, denn die vielen Antioxidantien, die in unserem Gemüse und Obst stecken, halten die freien Radikale von unseren Zellen fern. Wer mehr über die Grünen Smoothies wissen möchte, den lade ich herzlich ein, meine Internetseite www.gruene-powersmoothies.de zu besuchen.

Seit ca. 2 Jahren trinke ich nun täglich Grüne Smoothies und sie sind für mich und auch für meinen Mann zu einem wichtigen Ritual in unserem Leben geworden. Wenn wir mal einige Tage im Urlaub sind, dann fehlen sie uns sehr, denn dann klappt es nicht mehr so gut mit der Verdauung, mit dem Schlaf und vielleicht schwächelt das Immunsystem dann auch etwas. Nun fragen Sie mich mal, was ich daraus gelernt habe? Also, wenn ich mit dem Auto in den Urlaub fahre, nehme ich meinen Vitamix neuerdings immer mit, denn überall gibt es in der Natur frische zarte Wildkräuter & Co.

Ich werde auch weiterhin meine Kraft dafür einsetzen, dass eines Tages auch in Deutschland viele Millionen Menschen die Vorzüge der Grünen Smoothies kennen und sie dann auch regelmäßig trinken. Das würde unserer Gesellschaft und vor allem uns allen viele Krankheiten und Sorgen ersparen.

• • •

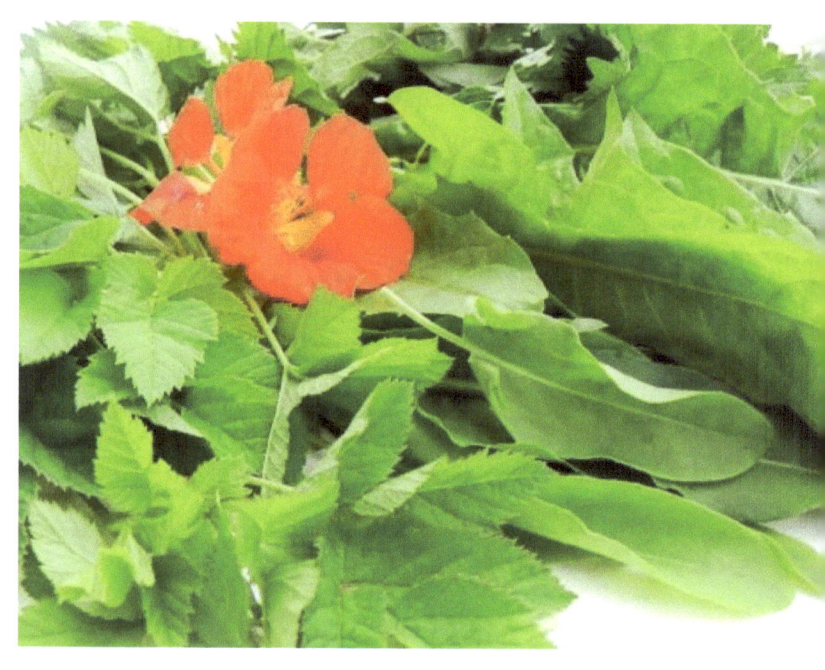

Der 4-Wochen-
Ernährungsplan

Die Grundthesen der Kur:

> ➢ Grüne Weizengras-Smoothies anstatt Mahlzeiten ersetzen.
> ➢ Grüne Smoothies immer auf leerem Magen trinken (30 Min. vor und 2 Std. nach dem Essen).
> ➢ Wenige Kohlenhydrate in Form von Brot, Brötchen, Nudeln, Reis, Kartoffeln essen.
> ➢ Abends vorrangig Mahlzeiten aus Geflügel, Fisch, Eier, mageres Fleisch mit viel Gemüse essen.
> ➢ Gesunde Fette und Öle verwenden.
> ➢ Power-Gewürze einsetzen, die den Stoffwechsel ankurbeln, wie Ingwer, Chili, Pfeffer, Kardamom, Kurkuma, Knoblauch, Senf.
> ➢ Mindestens 2 Liter am Tag trinken, vorrangig Kräutertees oder stilles Wasser.
> ➢ Mindestens 3-4 Mal 1 Stunde sportliche Betätigung pro Woche.
> ➢ Ich empfehle Ihnen, sich alle 7 Tage am Morgen zu wiegen und es zu dokumentieren.
> ➢ Schreiben Sie doch ein Ernährungstagebuch.

Informationen und Hinweise zum Handling:

1.) Meinen Ernährungsplan müssen Sie nicht unbedingt ganz genau 1:1 einhalten. Tauschen Sie die Mahlzeiten so aus, wie sie Ihnen am besten ins Leben passen. Falls Sie also mal einen leckeren frischen Fisch bekommen und ihn frisch essen wollen, tauschen Sie das Geflügelrezept durch ein Fischrezept aus. Wichtig ist, dass Sie die Grundthesen einhalten.

2) Wer berufstätig ist, mixt sich gleich am Morgen zwei Smoothies und nimmt den zweiten Smoothie anstatt Mittagessen mit ins Büro.

3) Bei der Zubereitung der Grünen Smoothies können Sie kreativ sein und je nach Saison die grünen Blätter bzw. Früchte austauschen. Allerdings sollte das Weizengras möglichst immer mit in den Mixer. Auch bitte beachten, dass

• • •

der Grünanteil bei mind. 40 % liegt und nicht zu viel süßes Obst genommen wird. Das hilft zwar Smoothie-Anfänger, weil der Smoothie süßer ist, aber wir wollen ja vorrangig die Vorteile der grünen Blätter als Powerstoffe zum Abnehmen nutzen. Ich bin aber immer der Meinung, dass Sie einen Grünen Smoothie so zubereiten sollten, dass er Ihnen auch gut schmeckt. Ansonsten lassen Sie das eines Tages und dann, ja dann ist es für Ihre Gesundheit nicht so gut!! Ihr Grüner Smoothie sollte pro Mahlzeit ca. 400 ml haben.

4) Die Grünen Smoothies sollten nicht jeden Tag aus dem gleichen Blattgemüse bestehen, denn in den verschiedenen Pflanzen sind - mal mehr und mal weniger - Alkaloide (wie z.B. in Spinat). Wenn man also davon jeden Tag eine große Menge essen würde, könnte es zu leichten toxischen (giftigen) Begleiterscheinungen kommen. In geringen Mengen, wie wir sie normalerweise für Grüne Smoothies verwenden, sind sie völlig harmlos. Sie können zur Not auch mal zu gefrorenem Gemüse greifen, was natürlich nicht so lecker schmeckt, wie frisches Grün. Als ich den Plan durchgeführt hatte, war es Winter und das frische Gemüse rar. Sie können außer dem Weizengras natürlich auch andere Gemüsesorten wählen, wie Rucola, Pak Choi, Mangold, Endiviensalat, Kopfsalat, Eichblattsalat, Brokkoli, Wirsing, Rosenkohl und natürlich immer Spinat.

5) Ich möchte Ihnen empfehlen, so oft Sie können frische Wildkräuter mit in Ihren Grünen Smoothie zu mixen. Die haben ein Vielfaches der Vitalstoffe von konventionellem Gemüse. Sie pushen unseren Stoffwechsel so richtig auf und haben natürlich noch eine Vielzahl guter Substanzen. Am besten direkt raus in die Natur fahren und die kleinen zarten Blättchen mitnehmen (nicht an viel befahrenen Straßen und wo Hunde Gassi gehen.) Wenn Sie beim Wildkräutersammeln noch nicht so sicher sind, sollten Sie sich auf wenige Kräuter, die Sie gut kennen, beschränken. Hier empfehle ich Ihnen Brennnesseln, Löwenzahn und Sauerampfer. Nehmen Sie für einen Smoothie zu Beginn aber nicht mehr als je bis zu 3 Blättern bzw. bei den Brennnesseln darf es ruhig doppelt so viel sein.

6) Die Konsistenz Ihres Grünen Smoothies können Sie selbst wählen. Mögen Sie es dünnflüssiger, dann einfach etwas mehr Wasser in den Mixer und umgedreht. Bei Wasser sollten Sie gutes stilles Wasser nehmen, wie z.B.

• • •

Quellwasser. Wasser aus der Wasserleitung ist sehr umstritten und in manchen Gegenden nicht so optimal.

7) Sie sollten sich ein gutes Müsli aus dem Bio-Laden kaufen und darauf achten, dass viele Vollkornprodukte darin sind und nicht zu viel Zucker enthalten ist oder einfach selbst die Zutaten einzeln kaufen und mischen.

8) Sport machen Sie am besten 3-4-mal die Woche. Man muss nicht immer Walken oder Joggen. Versuchen Sie doch mal eine schöne Fitness-DVD und auch Zumba-DVDs sind toll und können Sie so richtig ins Schwitzen bringen und sie machen auch viel Spaß. Sportliche Betätigung ist für den Erfolg beim Abnehmen von großer Bedeutung.

9) Bei den Getränken sollten Sie wirklich mindestens 2 Liter trinken. Am besten halten Sie es so durch, wenn Sie jeden Tag einen anderen Tee trinken oder auch frische Blätter aus der Natur dazu nehmen (Brennnesseln, Minze, Jiagulan, Pfefferminze etc.). Auch habe ich hin und wieder zusätzlich Kaffee mit Milch getrunken und das hat mir auch nicht geschadet.

10) Zum Braten empfehle ich Ihnen rohes Bio-Kokosöl aus dem Bioladen oder Internet oder Olivenöl oder Rapsöl. Falls Ihnen das nicht zusagt, ist in meinen Augen auch noch Butter akzeptabel.

11) Ich empfehle Ihnen auch noch am Morgen nach der Dusche Ihren Körper mit einer Bürste zu massieren (von den Zehen bis zum Herz). Das durchblutet schön und regt den Stoffwechsel an. Wenn Sie dann vor dem Spiegel stehen, können Sie gleichzeitig sehen, wie sich Ihr Körper schon verändert hat und wie gut Sie schon abgenommen haben. So sind Sie gleichzeitig motiviert für den Tag.

12) So, ich denke, das waren die wichtigsten Hinweise. Seien Sie also bitte kreativ bei der Abwandlung der Rezepte. Bitte aber immer nur auf die gesunden und möglichst frischen, biologischen Nahrungsmittel zurückgreifen. Auch sind Obst und Gemüse aus der Region frischer und vitalstoffreicher als importiertes Obst und Gemüse.

14) Freuen Sie sich also auf Ihr neues schlankes und vor allem auch gesundes Leben! Viel Erfolg dabei! So und nun geht's los!

• • •

🌺 1. Tag:

1. Frühstück: Grüner-Smoothie aus 1 kl. Bund Weizengras (so dick wie ein kl. Schnittlauchbund), 1 Hand voll Feldsalat, ½ Mango, ½ Banane, 1 Orange

2. Frühstück: 3 EL Müsli mit 1 Apfel, 3 Walnüsse, 2 Backpflaumen, etwas Milch, Milchkaffee

Mittagessen: Grüner Smoothie mit 1 TL Bio-Kokosmus, 1 kl. Bund Weizengras, 1 Hand voll Feldsalat, ½ Zitrone, ½ Mango, ½ Banane, etwas Kurkuma und Kardamom

Abendessen: 1 große asiatische Gemüsepfanne mit 1 EL Kokosmilch und 120 g. Putenbrustfilet. Putenfilets in Streifen schneiden und mit 1 TL. Kokosöl in Pfanne anbraten dann frisches Asia-Gemüse würfeln oder aus der Tiefkühltruhe in Pfanne mit anbraten und ggf. mit Kokosmilch ablöschen. Schön würzen mit Chili und Pfeffer und dann guten Appetit.

Getränke: 2 Liter Tee (z.B. Kümmel, Anis, Fenchel)

Sport: 1½ h Nordic Walking

Mein Jagesresümee: Ich hatte kein Hungergefühl. Abends hatte ich Appetit auf Schokolade und habe aber widerstanden.

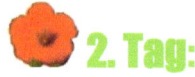 2. Tag:

1. Frühstück: Grüner Smoothie aus 1 kl. Bund Weizengras, 1 Hand voll Feldsalat, 4 Blätter Mini-Pak Choi, ½ Banane, ½ Mango, 1 kl. Birne, 0,5 cm Ingwer, 1 Scheibe Zitrone oder Limette ohne Schale

2. Frühstück: 1 Körnerbrötchen mit Frischkäse, Gurke, Kaffee mit Milch

Mittagessen: Grüner Smoothie mit Weizengras und 3 Wallnüsse knabbern

Abendessen: 120 g Geflügelleber mit Zwiebeln und Apfelscheiben gebraten.

Getränke: 2 Liter Kräutertee mit frischer Minze, Ingwer, Zitrone

Sport: 1 ½ h Nordic Walking

Mein Jagesresümee: Ich fühlte mich heute auch satt und zufrieden. Am Nachmittag hatte ich zusätzlich den Rest des Grünen Smoothies vom Morgen getrunken.

• • •

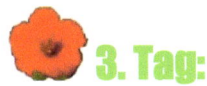

3. Tag:

1. Frühstück: Grüner Smoothie, 1 kl. Bund Weizengras, 1 Hand voll Babyspinat, ¼ Ananas in Stücken

, ¼ Mango, ½ Banane

2. Frühstück: 2 Tomaten, 1 Kugel Mozzarella light, Basilikumblätter, Olivenöl und Balsamico-Essig

Mittagessen: Grüner Smoothie vom Morgen

Abendessen: 1 kl. Scheibe Rumpsteak mit Champignons und Zwiebeln gebraten

Getränke: 2 Liter Tee bzw. Wasser

Sport: 1½ h Nordic Walking

Mein Tagesresümee: Das viele Trinken fällt mir schwer, ansonsten fühle ich mich wohl und satt.

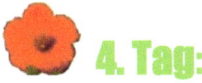

4. Tag:

1. Frühstück: Grüner Smoothie: 1 kl. Bund Weizengras, 1 Blatt Grünkohl, ½ Banane, 1 Apfel, ½ Mango, ½ cm Ingwer

2. Frühstück: 3 EL Müsli, ½ Apfel mit Milch, Milchkaffee

Mittagessen: Grüner Smoothie, 1 Bund Weizengras, 1 Hand voll Feldsalat, ½ Mango, ½ Apfel, ½ Banane

Abendessen: 1 großer Salat mit Rucola, Tomaten, Gurke, Paprika, Zwiebeln, grüne und schwarze Oliven und 120 g Feta-Käse, Joghurtdressing

Getränke: 2 Liter Tee und Wasser

Sport: nein

Mein Tagesresümee: Ich konnte heute alles gut bis zur nächsten Mahlzeit durchhalten.

• • •

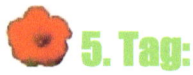 **5. Tag:**

1. Frühstück: Grüner Smoothie mit Weizengras und Brennnesseln, ½ Apfel, ½ Avocado, ½ Mango, ½ Banane, 1 kl. Stück Ingwer

2. Frühstück: 1 Roggenvollkornbrötchen mit Salat, Tomate und 2 Scheiben Putenbrustfilet, Kaffee und Milch

Mittagessen: Grüner Smoothie aus 2 Blatt Grünkohl, 1 Hand voll Feldsalat, 1 Orange , 1 reife Birne, Ingwer

Abendessen: Gegrillter Fischspieß: 80 g Lachs mit 10 Garnelen auf Spieße stecken und in Auflaufform legen, 2 Chicorée halbieren und mit 1 ausgepressten Orange, ½ Zitrone und 1 EL. Olivenöl bestreichen und den Rest in die Auflaufform. Im Ofen grillen. Restsauce als Dip nehmen

Getränke: 2 Liter Wasser und 1 Tomatensaft

Sport: 1 h Walken und Joggen

Mein Jagesresümee: Die Mahlzeiten sind mir ausreichend. Ich esse auch absichtlich immer ganz langsam und spüre schon die ersten Erfolge

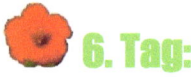 **6. Tag:**

1. Frühstück: Grüner Smoothie: 1 Bund glatte Bio-Petersilie, 1 Bund Weizengras, ½ Mango, ½ Banane, ½ Limette, 5 Minze Blätter

2. Frühstück: 250 g Bio-Naturjoghurt mit 3 EL Müsli und frischen Himbeeren

Mittagessen: Grüner Smoothie: 1 Hand voll Babyspinat, 2 Blatt Romanasalat, ½ Mango, 1 Orange, ½ Banane, Kurkuma und Kardamom

Abendessen: 1 Putenbrustfilet in Streifen schneiden und mit Zucchini, Paprika, Zwiebeln, Tomaten zu einer leckeren Gemüsepfanne in 1 TL. Kokosöl anbraten, schmoren und gut würzen. 1 Bund Kräuter drüber fertig.

Getränke: 2 Liter Wasser und Tee

Sport: kein Sport *Mein Jagesresümee:* Abends hatte ich noch einen Quark gegessen. Ansonsten hatte ich allgemein ein gutes Gefühl und bin stolz, dass ich alles so gut durchhalte.

• • •

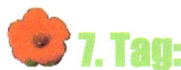

7. Tag:

1. Frühstück: Grüner Smoothie: 1 Hand voll Feldsalat, 1 Bund Weizengras, ½ Mango, ½ Apfel, 1 Orange, Kurkuma, Ingwer

2. Frühstück: 3 Vollkornknäckebrote mit Ziegenfrischkäse, ½ Bund Radieschen, Kaffee mit Milch

Mittagessen: Grüner Smoothie: Weizengras, 1 kl. Stange Staudensellerie, ¼ Ananas, 1 Banane, 0,5 cm Ingwer,

Abendessen: Putengeschnetzeltes mit Ananas: 120 g Putenbrust in Streifen schneiden und dann in 1 EL Sojasoße mit Olivenöl, Chili und Ingwer 10 min. marinieren. Alles in 1 TL Olivenöl anbraten, mit einem Schuss Weißwein ablöschen, ½ Knoblauchzehe, etwas geriebenen frischen Ingwer dazu und zum Schluss noch schön würzen und die ¼ Ananas (in Stücke) dazu und mit etwas Sojasoße abschmecken.

Getränke: 2 Liter Tee und Wasser

Sport: 1,5 h Nordic Walking

Mein Tagesresümee: Alles schön. Morgen geht es auf die Waage.

8. Tag:

1. Frühstück: Grüner Smoothie: 1kl. Bund Weizengras, 1 Hand voll Feldsalat, 1 TL Bio-Kokos Mus, ½ Limette, ½ Mango, ½ Banane, etwas Kurkuma

2. Frühstück: 250 g Joghurt mit 2 EL Müsli und frischen Heidelbeeren

Mittagessen: Grüner Smoothie: 5 Blätter Kopfsalat, 1 Bund Weizengras, 1 Birne, ½ Banane, 1 Hand voll gefrorene Himbeeren

Abendessen: 1 Rumpsteak mit vielen Zwiebelringen (2 große Zwiebeln) und Apfelspalten in Kokosöl gebraten und kräftig abgeschmeckt

Getränke: 2 Liter Kräutertee mit Ingwer und Zitrone

Sport: 30 Minuten Fitness-Workout mit DVD

Mein Tagesresümee: Ich hatte mich heute zum 1. Mal gewogen: Juhu 2,4 kg weniger. Ich fühle mich auch schon sehr gut.

• • •

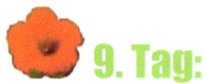

9. Tag:

1. Frühstück: 1 Grüne Smoothie aus 1 Hand voll Babyspinat und 1 Bund Weizengras, ½ Mango, ¼ Ananas, ½ Banane, Ingwer

2. Frühstück: 1 Mehrkornbrötchen mit Butter bestreichen und 1 Scheibe 30% Schnittkäse, Gurke und Salat, Kaffee und Milch

Mittagessen: Grüner Smoothie (Rest vom 1. Frühstück)

Abendessen: 1 großes Stück selbstgemachte Pizza mit vielen Tomaten, Mozzarella, 2 Scheiben Putenbrust, Ananas, frische Basilikumblätter

Getränke: 2 Liter Tee

Sport: kein Sport

Mein Jagesresümee: Heute hatte ich Appetit auf Schokolade, aber warum nicht mal naschen? Nur 2 Stückchen Zartbitterschokolade.

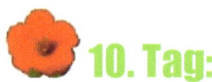

10. Tag:

1. Frühstück: Grüner Smoothie: 5 Blatt Romana-Salat und 1 Bund Weizengras, 1 Banane, ½ Limette, ¼ Ananas, ½ Mango, kl. Stück Ingwer

2. Frühstück: 2 Rühreier mit 1 Scheibe Vollkornbrot in Butter gebraten, Milchkaffee

Mittagessen: Grüner Smoothie (vom 1. Frühstück)

Abendessen: Avocado Cocktail: 1 kl. reife Avocado in Stückchen schneiden, 150 gr. Garnelen fertig gekocht dazu, Dressing aus 2 EL Mayonnaise, ½ Zitrone Pfeffer, Salz und Romanasalat zum Garnieren

Getränke: Wasser und Apfelschorle und Tee

Sport: 1½ h Nordic Walking

Mein Jagesresümee: Alles ist gut und ich habe keinerlei Hungergefühl. Ich spüre schon, wie ich täglich etwas abnehme.

• • •

🌺 11. Tag:

1. Frühstück: Grüner Smoothie: ½ Gurke, 1 Hand voll Babyspinat, ½ Mango, ½ Banane, 1 Hand voll gefrorene Himbeeren, 5 Minze-Blätter

2. Frühstück: Milchreis (selbst gekocht) aus 500 ml 1,5%iger Milch, 1 EL Stevia, serviert mit warmen Erdbeeren und Zimt

Mittagessen: Grüner Smoothie vom 1. Frühstück

Abendessen: 1 Forelle und ein großer Kopfsalat mit Zitronenjoghurt-Dressing

Getränke: Früchtetee mit Ingwer mit Zitrone und Honig

Sport: 40 Minuten Zumba-DVD

Mein Tagesresümee: Ich war heute zur Party und meine Hose ist schon lockerer. Gutes Gefühl!

Es ist schon ein Drittel geschafft! Geht es Ihnen gut?

Ich hoffe, Sie haben die Kur bisher als angenehm empfunden und auch schon erste Erfolge beim Abnehmen! Ab heute schreibe ich die Rezepte der Grünen Smoothies nicht mehr in den Ernährungsplan. Der Grund dafür ist, dass während meiner Kur Winter war. Wenn Sie Ihre Weizengras-Smoothies-Kur machen, dann kann es Frühling, Sommer oder Herbst sein und immer gibt es andere Obst- und Gemüsesorten. Ich bitte Sie, dass Sie ab sofort die Grüne Smoothie-Rezepte selbst zusammenstellen. Bitte nehmen Sie aber bei dieser Kur immer 1 kleines Bund Weizengras mit in den Grünen Smoothie. Also Weizengras, grüne Blätter der Saison (Feldsalat, Babyspinat, Romanasalat, Grünkohl, Blattsalat, junge Kohlrabi Blätter, Möhrengrün, Radieschen-Blätter, Mangold etc.) und nehmen Sie auch so oft Sie können Wildkräuter dazu. Auch mit den Früchten machen Sie das bitte so und wählen die Früchte der Saison aus. Sicherlich haben Sie auch schon das gewisse Gespür entwickelt, wie Ihr perfekter Smoothie sein soll, was Ihnen am besten schmeckt und auch gut tut. Bananen, Mango und Äpfel gibt es ja immer, aber es gibt ja auch noch so viele andere Sorten, wie Pfirsiche, Birne, Himbeeren, Erdbeeren, Blaubeeren, Weintrauben etc. Ich überlasse Ihnen absichtlich die Zusammensetzung Ihrer Smoothies selbst zu übernehmen, denn wenn Sie es jetzt schon ausprobieren, dann sind Sie später nach dieser Kur fit für Ihre eigenen Kreationen ohne meine Rezepte. Auch finden Sie auf meiner Homepage und im Internet jede Menge Grüne Smoothie-Rezepte. Viel Glück beim Ausprobieren und guten Appetit und nun weiterhin viel Erfolg bei der Weizengras-Smoothie-Kur.

• • •

12. Tag:

1. Frühstück: Grüner Smoothie mit Weizengras

2. Frühstück: 1 Körnerbrötchen mit etwas Butter bestreichen und Salat belegen und 2 Scheiben Putenbrust, Kaffee und Milch

Mittagessen: Grüner Smoothie mit Weizengras

Abendessen: 1 große Portion Spinat würzen und mit 120 g Lachsfilet in eine Auflaufform legen, 10 EL Gemüsebrühe dazu, 50 g fettarmen Käse über alles streuen und 1Std. backen

Getränke: 2 Liter Kräutertee mit Zitrone

Sport: 1½ h Nordic Walking

Mein Jagesresümee: Ich habe heute mal ein Glas Weißwein getrunken. Ansonsten alles gut und die Mahlzeiten ohne viele Kohlhydrate sättigen auch sehr gut. Langsam essen ist meine Devise.

13.Tag:

1. Frühstück: Grüner Smoothie mit Weizengras

2. Frühstück: 3 EL Müsli mit Milch, ½ Apfel, 3 Wallnüsse, 2 Backpflaumen mit 1 großen Tasse Milchkaffee

Mittagessen: Grüner Smoothie mit Weizengras

Abendessen: 2 mittelgroße Ofenkartoffeln mit 1 großen Portion selbst ge-machten Kräuterquark mit vielen frischen Kräutern und 20 g Butter

Getränke: 2 Liter Anis-Kümmel-Fencheltee

Sport: ½ h Joggen

Mein Jagesresümee: Mein Gefühl ist satt und fit. Auch beim Sport reicht die Kondition aus.

• • •

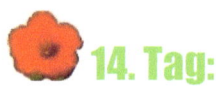

14. Tag:

1. Frühstück: Grüner Smoothie mit Weizengras

2. Frühstück: 3 EL Müsli mit ½ Apfel, Milch, 3 Wallnüsse und frische Himbeeren

Mittagessen: Grüner Smoothie mit Weizengras

Abendessen: Asiatische Hühnerpfanne: 120 g Hähnchenbrust in Scheiben in Kokosöl anbraten, mit 100 ml Kokosmilch ablöschen und die restlichen Zutaten dazu geben: 2 Scheiben frische Ananas würfeln, ¼ Mango, 1 EL rote Currypaste, Kurkuma, Kardamom, Chili, Pfeffer und Salz und dazu einen Salat aus Möhren- und Apfelraspeln mit 1 TL Honig, Zitronensaft und 10 Rosinen.

Getränke: 2 Liter Wasser und Tee

Sport: 30 Minuten Fitness-DVD

Mein Tagesresümee: Alles ist schön und ich bin nach den Smoothies immer total satt. Meine Devise ist langsam essen und trinken. Ich war heute beim Mexikaner essen und habe ein gutes Essen mit viel Gemüse gefunden, das gut in den Ernährungsplan passt.

15. Tag:

1. Frühstück: Grüner Smoothie mit Weizengras

2. Frühstück: 3 EL Müsli mit 250 g Bio-Naturjoghurt und halbierten Weintrauben

Mittagessen: Grüner Smoothie mit Weizengras

Abendessen: 2 Eier mit 150 g Cherry-Tomaten, 1 Zwiebel in Pfanne mit Butter braten und dazu 2 Scheiben Räucherlachs mit frischen Apfel-Meerrettich und einen Salat aus Eisbergsalat, Gurken, Tomaten, Oliven

Getränke: 2 Liter Brennnesseltee mit Zitrone und Ingwer und etwas Honig

Sport: 1 h Nordic Walking mit Jogging

Mein Tagesresümee: Heute sind 2 Wochen um. Meine Waage zeigt ganze 4,9 kg weniger an. Juhu, das fühlt sich so unheimlich gut an.

• • •

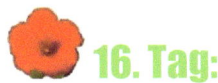 # 16. Tag:

1. Frühstück: Grüner Smoothie

2. Frühstück: 1 Scheibe Vollkornbrot mit 1 Becher gekörnten Frischkäse und dazu frische Gurkenscheiben, Cherry-Tomaten und ½ rote Paprikaschote

Mittagessen: Grüner Smoothie

Abendessen: 1 Schweineschnitzel kräftig würzen und mit 1 Apfel in Spalten in Kokosöl anbraten, dann mit etwas Wein ablöschen und 10 Rosinen dazu.

Getränke: 2 Liter Wasser mit Minze Blätter und Zitrone

Sport: 30 Min. Zumba-DVD

Mein Tagesresümee: Alles ist ausreichend sättigend. Trinken darf ich nicht vernachlässigen. Leider gibt es derzeit so wenig verschiedenes Blattgemüse.

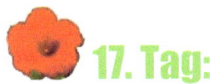 # 17. Tag:

1. Frühstück: Grüner Smoothie mit Weizengras

2. Frühstück: 3 EL. Müsli mit Milch ½ Apfel und aufgetauten Erdbeeren, 1 Kaffee mit Milch

Mittagessen: Grüner Smoothie mit Weizengras

Abendessen: 1 Rumpsteak in Pfanne braten, 2 Tomaten halbieren und würzen und mit 1 EL Parmesan bestreuen und im Ofen backen, 1 kleinen Salat dazu.

Getränke: 2 Liter Wasser und Apfelschorle

Sport: 30 Min. Zumba-DVD

Mein Tagesresümee: Es fällt überall schon auf, dass ich abgenommen habe. Das ist Motivation weiterhin eisern zu sein.

• • •

 **18. Tag:**

1. Frühstück: Grüner Smoothie

2. Frühstück: 1 Mozzarella light und 2 Tomaten in Scheiben und Basilikumblätter anrichten, mit Pfeffer, Salz, Olivenöl und Balsamico beträufeln

Mittagessen: Grüner Smoothie

Abendessen: 2 Garnelen-Wraps: 120 g. Garnelen in Kokosöl anbraten, die Tortilla mit Frischkäse und Knoblauchsoße bestreichen, 3 Blatt Salat, Gurken und Tomaten kleinschneiden und auf die Wraps legen und die Garnelen oben drauf und zusammen wickeln. Lecker!

Getränke: 2 L Wasser

Sport: 1 ½ Walken

Mein Tagesresümee: Mir geht es sehr gut.

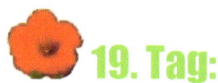 **19. Tag:**

1. Frühstück: Grüner Smoothie

2. Frühstück: 300 ml Naturjoghurt mit Heidelbeeren frisch oder aus dem Glas

Mittagessen: Grüner Smoothie

Abendessen: Linseneintopf selbst gekocht mit frischem Suppengrün und mit 1 Wiener und mit Balsamico-Essig abgeschmeckt.

Getränke: 2 L Wasser und Tee

Sport: 30 min. Fitness-DVD

Mein Tagesresümee: Gutes Körpergefühl. Ich fühle mich immer richtig satt. Heute allerdings insgesamt 3 Gläser Grüne Smoothies getrunken. Aber das ist ja erlaubt.

• • •

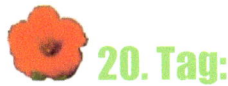

20. Tag:

1. Frühstück: Grüner Smoothie

2. Frühstück: 1 Schusterjunge mit Ziegenkäse und Gurkenscheiben, Milchkaffee

Mittagessen: Grüner Smoothie

Abendessen: 1 Scheibe frisches Lachsfilet pfeffern und salzen und in Butter braten und dazu 1 Salat aus Eisbergsalat, Gurke, Tomate, Zwiebeln, Oliven und Dressing mit Olivenöl

Getränke: 2 Liter Wasser, Tee und 1 Tomatensaft

Sport: 30 Minuten Fitness-DVD

Mein Tagesresümee: Sehr gut und es war kein Hungergefühl aufgekommen.

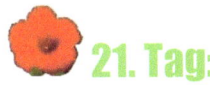

21. Tag:

1. Frühstück: Grüner Smoothie

2. Frühstück: 250 g Hüttenkäse mit Gurken und Tomatenstücke, pfeffern und salzen

Mittagessen: Grüner Smoothie

Abendessen: 1 Forelle mit Paprika und Dill gefüllt und im Ofen in Alufolie gebacken und 1 einen großen Gurkensalat mit Zitronen-Joghurtsauce.

Getränke: 2 Liter Wasser

Sport: 1½ h Nordic Walking

Mein Tagesresümee: Ich fühle mich sehr gut und morgen wird wieder gewogen.

• • •

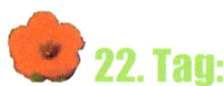 **22. Tag:**

1. Frühstück: Grüner Smoothie mit Weizengras

2. Frühstück: 3 EL Müsli mit 1gewürfelten Birne, 3 Wallnüssen und Milch

Mittagessen: Grüner Smoothie mit Weizengras

Abendessen: Chili con Carne: 120 g. Schabefleisch mit Zwiebelwürfel in Olivenöl anbraten, dann 1 kl. Büchse gehackte Tomaten und 1 Büchse Cidney-Bohnen dazu. Zum Schluss viel Chili, Paprika und Pfeffer dazu und noch ½ frische rote Paprika in Würfeln untermischen.

Getränke: 2 Lt. Wasser

Sport: 1 ½ h Nordic Walking

Mein Jagesresümee: Heute ging es auf die Waage: Ich habe 1,8 kg abgenommen. Also insgesamt 7,7 kg. Juhu, ich freue mich so sehr.

 **23. Tag:**

1. Frühstück: Grüner Smoothie

2. Frühstück: 1 Scheibe Vollkornbrot mit Frischkäse und Schnittlauchröllchen und mit Gurkenscheiben belegt

Mittagessen: Grüner Smoothie mit Weizengras

Abendessen: Szegediner Gulasch: 120 g Hähnchenbrust in 1 cm große Stücke in Olivenöl anbraten, 1 große Zwiebel würfeln und dazu geben und dann 250 g frisches Sauerkraut, 1 Kartoffel und 1 Tomate würfeln und dazu geben. Alles kräftig mit Chili abschmecken und 15 Min. köcheln lassen.

Getränke: 2 Lt. stilles Wasser mit frischer Zitrone und Minze Blättern

Sport: 30 Min. Zumba-DVD

Mein Jagesresümee: Alles gut und ich fühle mich absolut satt. Auch das Trinken gelingt mir inzwischen besser.

• • •

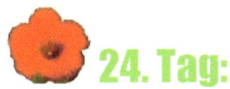 **24. Tag:**

1. Frühstück: Grüner Smoothie

2. Frühstück: 250 g Magerquark mit 1 EL Olivenöl verrühren, 1 Teelöffel Honig dazu und mit 1 Hand voll aufgetauten Erdbeeren verrühren. Dazu noch einige Wallnüsse knabbern.

Mittagessen: Grüner Smoothie

Abendessen: 1 Schweineschnitzel kräftig würzen und mit 250 g frischen Champignons und Zwiebelringen in Kokosöl braten.

Getränke: 2 Lt. Tee und stilles Wasser, 1 Tomatensaft

Sport: 1 h Nordic Walking

Mein Jagesresümee: Ich fühle mich wieder absolut gut und fit und es gibt keinerlei Heißhunger-Anfälle.

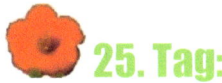 **25. Tag:**

1. Frühstück: Grüner Smoothie

2. Frühstück: 3 EL Müsli, 1 kl. Naturjoghurt mit je 1 Mandarine und ¼ Mango, Milchkaffee

Mittagessen: Grüner Smoothie mit Weizengras

Abendessen: 1 Minestrone-Suppe aus Möhren, Sellerie, Porree, Tomaten, 4 EL. weiße Bohnen aus der Büchse, 1 EL Tomatenmark, Salz, Pfeffer kochen und mit frischer Petersilie servieren

Getränke: 2 Lt. Wasser und 1 Gemüsebrühe

Sport: kein Sport

Mein Jagesresümee: Mir geht es richtig gut und ich bin satt und zufrieden. Es herrscht gerade Grippe-Welle, aber ich bin noch immer gesund.

• • •

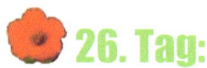 # 26. Tag:

1. Frühstück: Grüner Smoothie

2. Frühstück: 1 Schusterjunge dünn mit Butter bestrichen und mit 1 Scheibe Schnittkäse, Salatblätter und Gurkenscheiben belegen. Milchkaffee

Mittagessen: Grüner Smoothie

Abendessen: Zucchini-Tatar-Auflauf aus 120 g Tatar, 150 g Champignons, 2 Tomaten, 2 kl. Zucchini, 1 Zwiebel, 1 Knoblauchzehe: Tatar mit Zwiebeln, Knoblauch und Gewürzen in Olivenöl anbraten und dann in Auflaufform geben. Die anderen Zutaten oben aufschichten und alles kräftig pfeffern und salzen, mit 2 EL Parmesan betreuen und 45 min. in den Backofen.

Getränke: 2 Lt. Tee mit Ingwer und Limette

Sport: 1 ½ h Nordic Walking

Mein Tagesresümee: Ich bin total satt und zufrieden.

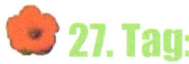 # 27. Tag:

1. Frühstück: Grüner Smoothie mit Weizengras

2. Frühstück: Omelett aus 2 Eiern, 1 Zwiebel und 1 Scheibe gekochten Schinken in Butter braten und mit Schnittlauch und Tomaten anrichten.

Mittagessen: Grüner Smoothie mit Weizengras

Abendessen: Putenbrust süß-sauer: 1 Putenbrust in Scheiben schneiden. Aus 1 TL Sojasoße, 1 TL Mehl und Chinagewürz eine Marinade mischen und das Fleisch kurz marinieren; 1 Möhre + 1 Zucchini in Stifte schneiden, die 2. Zucchini + 1 rote Paprikaschote + 2 Scheiben frische Ananas würfeln. 1 TL. Kokosöl erhitzen und das Fleisch mit 3 cm gewürfelten Ingwer anbraten. 150 ml Gemüsebrühe dazu und aufkochen. Das andere Gemüse dazugeben und 5 Minuten dünsten, mit 100 ml Orangensaft + 1 TL Soja Sauce abschmecken.

Getränke: 2 Lt. Wasser

Sport: 30 min. Zumba-DVD

Mein Tagesresümee: Ich habe das Abendessen so sehr genossen und bin richtig satt. Ich habe noch immer keine Erkältung bekommen.

• • •

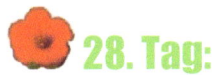 ## 28. Tag:

1. Frühstück: Grüner Smoothie

2. Frühstück: 3 EL Müsli mit Milch und ½ Apfel und je 2 Backpflaumen und Wallnüsse

Mittagessen: Grüner Smoothie

Abendessen: Kürbiscremesuppe: 1/3 von einem Hokkaido-Kürbis in grobe Würfel schneiden und in 1 EL Kokosöl anschmoren und dann mit 500 ml Gemüsebrühe ablöschen. Mit Chili, Paprika, Kurkuma, Kardamom und frischen Ingwer kräftig abschmecken. Dann 3 EL Kokosmilch und frischen Orangensaft dazu. Lecker!

Getränke: 2 Liter Tee und Mineralwasser

Sport: 1 ½ h Nordic Walking

Mein Jagesresümee: Ich habe ein gutes Körpergefühl. Morgen wird wieder gewogen! Komisch, ich freue mich aufs Wiegen!

 ## 29.Tag:

1. Frühstück: Grüner Smoothie

2. Frühstück: Körnerbrötchen mit Tomatenmark bestreichen, 1 Blatt Salat, 2 kl. fettarme Käsescheiben, Tomatenscheiben, Milchkaffee.

Mittagessen: Grüner Smoothie

Abendessen: Gegrillter Fischspieß: 80 g Lachs mit 3 Garnelen auf Spieß stecken, pfeffern, salzen und in eine Auflaufform legen, 2 Chicorée halbieren und das bittere Herz ausschneiden und dann um den Fisch schichten. Mit Saft einer Orange, ½ Zitrone und 1 EL Olivenöl den Fisch bestreichen. Den Rest über den Chicorée gießen, im Ofen grillen. Mein Lieblingsgericht!

Getränke: 2 Lt. Wasser mit frischen Pfefferminze Blättern – sieht auch appetitlich aus!

Sport: 30 Minuten Fitness-DVD

Mein Jagesresümee: Ich habe wieder abgenommen: Es sind jetzt insgesamt 10,1 Kilo weg!

• • •

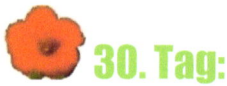

30. Tag:

1. Frühstück: Grüner Smoothie

2. Frühstück: 3 EL Müsli mit Milch und 1 Birne, 3 Wallnüsse und 2 Back-pflaumen, Milchkaffee

Mittagessen: Grüner Smoothie

Abendessen: Zucchini-Spagetti mit Garnelen-Tomatensoße, extrascharf: ½ kl. Zucchini mit dem Gemüseschneider in Spagetti-Form schneiden, 250 g Riesengarnelen in 1 TL. Kokosöl anbraten und 1 kl. Büchse gehackte Tomaten anschmoren, rote Currypaste, mit viel Chili, Paprika, Pfeffer, Kurkuma, Knoblauch und etwas Salz abschmecken. Mm, mein Lieblingsgericht

Getränke: 2 Lt. Tee mit Ingwer und Limette

Sport: 1 ½ h Nordic Walking

Mein Jagesresümee: Mir geht es sehr gut.

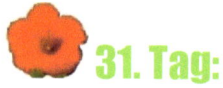

31. Tag:

1. Frühstück: Grüner Smoothie mit Weizengras

2. Frühstück: 300 g Natur-Bio-Joghurt mit 2 EL Kokosraspeln, 1 Mandarine

Mittagessen: Grüner Smoothie mit Weizengras

Abendessen: 1 Putenschnitzel mit 2 halbe Pfirsiche in Spalten schneiden und in Kokosöl anbraten und einige Rosinen dazu und mit etwas Rotwein ablöschen und gut würzen

Getränke: 2 Lt. Früchtetee mit gefrorenen Himbeeren aufgepeppt und Wasser

Sport: 1 h Nordic Walking

Mein Jagesresümee: Mein Ergebnis der Weizengras-Smoothie-Kur: 10,7 Kg. Ich bin so stolz!

• • •

Rezepte für den kleinen Hunger

Falls sich mal der kleine Hunger zwischendurch meldet und Sie es nicht bis zur nächsten Mahlzeit aushalten, dann dürfen Sie gern eines der nächsten Rezepte mal ausprobieren. Es sind Rezepte, die nicht sehr kalorienreich sind und Sie ganz sicher bis zur nächsten Mahlzeit sättigen werden.

1. Rezept: Die Erste Hilfe ist immer ein Grüner Smoothie. Wenn Sie also noch einen Rest im Kühlschrank haben, dann sollten Sie ihn trinken. Gern können Sie diesen Rest noch einmal in den Mixer geben oder noch mit weiteren frischen Zutaten aufpeppen.

2. Rezept: Mango-Kokoscreme aus 1 EL Kokosmus, ½ Mango, ½ kl. Banane, ½ Zitrone. Alles in Mixer und zum Schluss noch 1 separat geschlagenes Eiweiß unterheben.

3. Rezept: Gemüsesuppe aus Weißkohl, Möhren, Porree, Tomate, oder sonst. Gemüse mit viel Kümmel kochen und frische Kräuter zum Schluss darüber geben.

4. Rezept: Tomatensuppe: 1 Zwiebel würfeln und 1 TL Olivenöl anbraten, dann eine kleine Büchse gehackte oder passierte Tomaten rein, ggf. noch etwas Wasser und alles mit dem Pürierstab ordentlich cremig mixen und mit saure Sahne, Pfeffer und Salz abschmecken und Basilikumblätter hacken und einrühren.

5. Rezept: Ein Salat aus Eisbergsalat: 2 Tomaten, Gurke, ½ rote und ½ gelbe Paprikaschote, Oliven, und ein Dressing.

6. Rezept: 1 Portion Spargel frisch oder gefroren in Salzwasser kochen und eine leckere fettarme Hollandaise dazu kochen.

7. Rezept: Ein Bio-Natur-Joghurt mit frischen Früchten oder einfach nur 1 Stück Obst oder Gemüse.

• • •

Tipps zum Durchhalten

- Telefonieren Sie mit einer Freundin.
- Lesen Sie ein schönes Buch.
- Hören Sie Ihre Lieblings-CD.
- Nehmen Sie ein duftiges Schaumbad.
- Gehen Sie spazieren oder Walken.
- Kochen Sie sich einen schönen Tee oder Kaffee.
- Essen Sie ein Stück Obst oder Gemüse.
- Gehen Sie zum Spiegel und schauen Sie sich Ihren bisherigen Erfolg an.
- Gehen Sie früh zu Bett.
- Schauen Sie sich Ihren Lieblingsfilm an.
- Bereiten Sie sich einige Gemüse-Sticks zum Knabbern.

Ich wünsche Ihnen!

Wenn Sie diesen Abschnitt lesen, dann haben Sie meine Kur bestimmt noch nicht durchgeführt und hoffen noch auf viele Pfunde, die purzeln werden. Ich wünsche es Ihnen jedenfalls und bin überzeugt, dass Sie das auch gut schaffen können! Nach der Kur wünsche ich Ihnen, dass Sie Ihr Gewicht halten können und auch weiterhin bei den Grünen Smoothies bleiben, damit der Erfolg von Dauer bleibt. Vielleicht möchten Sie ja auch noch weiter Gewicht abnehmen, dann tun Sie das ruhig und erweitern die 4-Wochen-Kur solange Sie wollen und können. Sie müssen ja nicht immer die gleichen Rezepte nehmen. Sie haben nach 4 Wochen bestimmt das Grundprinzip erkannt und können sich dann Ihr Lieblings-Rezept entsprechend zusammenstellen. Auf alle Fälle ist es ein sehr gesundes Konzept und Sie können damit gesund viele Wochen durchhalten. Ich wünsche Ihnen viel Erfolg.

• • •

Ich wünsche mir!

Es liegt mir sehr am Herzen, dass auch unsere Kinder schon in jungen Jahren an eine gesunde Ernährung herangeführt werden und sich daran gewöhnen. Es ist so wichtig, dass die Babys und Kleinkinder sich gesund entwickeln können und wir sie somit mehr oder weniger vor den vielen existierenden Zivilisationskrankheiten schützen bzw. dass wir alles dafür tun, dass sich in den kleinen Körpern ein gesundes und aktives Immunsystem entwickeln kann. Die Kinder sind doch noch viel gefährdeter, als wir Erwachsenen.

Wie sieht es denn bei unseren Schulkindern und Teenies aus? Frage ich mal meine Enkelkinder, die schon in die Schule gehen, ob ihnen das Mittagessen schmeckt. Was meinen Sie, was ich immer höre? Viele Kinder essen ganz wenig davon und naschen lieber, wenn sie Hunger bekommen. Wie heißen denn ihre Lieblingsessen? Machen Sie doch mal das Experiment! Sie hören fast immer nur: Pommes, Spagetti mit Tomatensoße, Hamburger, Pizza und natürlich unendlich viele Süßigkeiten und Schokolade. Wenn Sie dann weiterfragen, ob sie heute schon Obst oder Gemüse oder Vollkornbrot gegessen haben, wird fast immer der Kopf geschüttelt. Das ist leider die traurige Realität. Ist das etwa in Ihrer Familie anders?

Dazu kommt, dass auch noch viele Nahrungsmittel, die wir im Supermarkt & Co. kaufen können, nicht mehr ohne Gefahren für uns sind. Was ist denn da alles drin? Konservierungsstoffe, Geschmacksverstärker, Zucker und so viele Dinge, die wir nicht kennen und nicht verstehen. Denken wir nur an die Massentierhaltung und dass das Futter oft mit Antibiotika etc. versetzt wird, anstatt den Tieren frisches Gras von der Wiese zu geben oder am besten direkt in der Natur leben zu lassen. Auch unser Obst und Gemüse wird doch meist irgendwo in der Welt unreif geerntet und mit giftigen und ungesunden Chemikalien behandelt. Auch wenn ich das jetzt hier etwas laienhaft beschreibe, es ist doch so. Wer hat schon das Glück frisch geerntetes Obst und Gemüse aus dem Garten zu essen? Die eingeführte Bio-Marke hilft den Verbrauchern wenigstens, dass sie sich so besser orientieren können und gesunde Lebensmittel kaufen können.

• • •

Aber, da diese Waren jedoch etwas teurer sind, können sich in der Praxis viele Familien diese Produkte nicht kaufen.

Ich wünsche mir und das liegt mir wirklich sehr am Herzen, dass Sie durch mein Buch oder die Weizengras-Smoothie-Kur die vielen Vorzüge der Grünen Smoothies erkennen und die Grünen Smoothies künftig auch in Ihr Leben integrieren. Vielleicht erzählen Sie es aber auch weiter an Ihre Freundinnen, Ihre Kolleginnen, Ihre Familienmitgliedern und vielen anderen Menschen. Vielleicht bieten Sie ihnen auch mal beim nächsten Besuch Ihren Lieblings-Smoothie an? Aber nicht vergessen, der erste Grüne Smoothie muss besonders lecker sein!

Als letzten Hinweis kann ich Ihnen jetzt noch mitteilen, dass mein E-Book **„Amely die kleine Smoothie-Fee und der Grüne Zaubertrank"** fertig ist und bei www.amazon.de erhältlich ist. Ich werde dieses Buch auch noch als Handbuch anbieten, damit sich viele Eltern und auch Kita-Erzieher dieses kaufen können und natürlich auch viele Empfehlungen daraus umsetzen und den Kindern gesunde und leckere Grüne Kinder-Smoothies zubereiten.

Ich hoffe, mein Wunsch wird erhört und viele, viele Menschen nutzen künftig die geniale Idee und die Kraft der Grünen Smoothies, damit sie nicht nur schlank werden, sondern möglichst auch für immer gesund bleiben.

Ich wünsche Ihnen für die Grüne-Smoothie-Weizengras-Kur viel Erfolg und bitte bleiben Sie gesund!

Herzliche Grüße von Petra Loede

• • •

Amely
die kleine Smoothie-Fee
und der Grüne Zaubertrank

Ein Ratgeber für gesundheitsbewusste Eltern

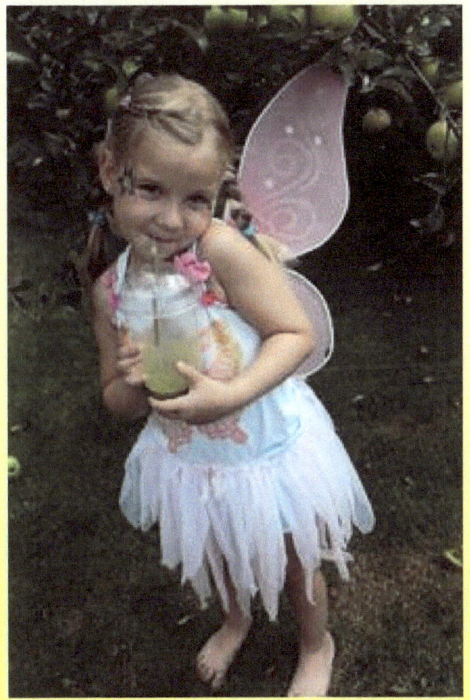

Petra Loede

Petra Loede

WILDKRÄUTER-
SMOOTHIES

Schätze aus der Natur
für ein gesundes und langes Leben

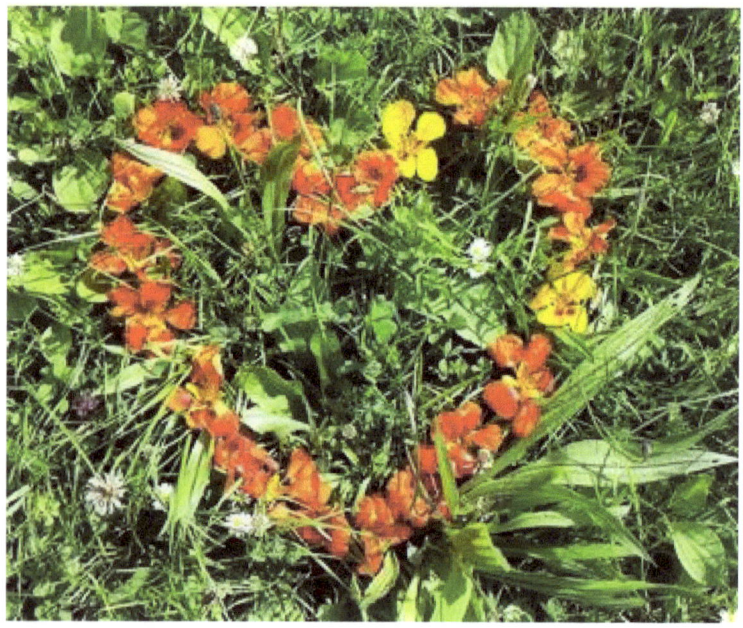

www.ingramcontent.com/pod-product-compliance
Lightning Source LLC
Chambersburg PA
CBHW050828290526
45792CB00001B/312